AF465401

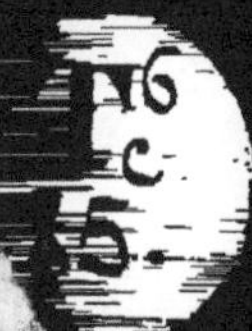

SOCIÉTÉ DE GÉOGRAPHIE

DE LYON

ÉTUDE SUR LES CLIMATS

Par le Docteur E. CHAPPET

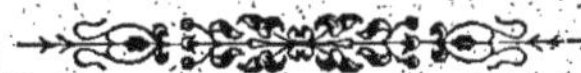

IMPRIMERIE GÉNÉRALE DE LYON

30, rue Condé, 30

—

1883

SOCIÉTÉ DE GÉOGRAPHIE

DE LYON

ÉTUDE SUR LES CLIMATS

Par le Docteur E. CHAPPET

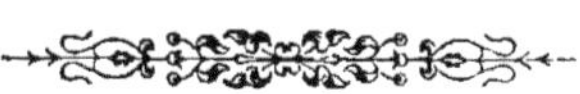

IMPRIMERIE GÉNÉRALE DE LYON

30, rue Condé, 30

1883

SOCIÉTÉ DE GÉOGRAPHIE DE LYON

ÉTUDE SUR LES CLIMATS

Par le Docteur E. CHAPPET

La première condition pour bien traiter un sujet est de le bien définir. Avant donc de pénétrer dans l'étude des climats, je dois m'efforcer tout d'abord de chercher la signification précise de ce terme, dont l'acception est loin d'être la même pour tous ceux qui l'ont employé. Les citations suivantes vous feront passer en revue les interprétations diverses attribuées au mot climat par l'astronomie, la météorologie, l'histoire naturelle, et enfin la médecine.

Le Dictionnaire de l'Académie désigne sous ce nom « une partie du globe de la terre comprise entre deux cercles parallèles à l'équateur, et telle que le jour du solstice d'été est plus long, d'une demi-heure, par exemple, sous le second de ces cercles que sous le premier. » Cette définition est purement astronomique.

« Il se prend d'ordinaire, » ajoute le même Dictionnaire, « pour région, pays, principalement eu égard à la température de l'air. » Cette définition est météorologique.

Pour les botanistes, les climats sont déterminés par la flore de chaque région, et la terre se divise en un certain nombre de zones ayant chacune la même nature de végétation. (D'Orbigny, Rochard.)

Mais la durée du jour et de la nuit, le degré de la chaleur, la présence de tels ou tels végétaux, ne sont point les seuls éléments constitutifs d'un climat. J'emprunte aux excellentes leçons d'hygiène de M. le professeur Féris la nomenclature suivante, embrassant, d'une manière qui me paraît complète, l'ensemble de ces éléments : 1° température — 2° humidité — 3° vents — 4° pression atmosphérique — 5° électricité — 6° zone — 7° saisons — 8° courants marins.

Pour le médecin, l'étude des climats doit être comprise comme l'avait fait Hippocrate, le père de la médecine, dans son immortel Traité *de l'air, des eaux et des lieux,* c'est-à-dire comme l'étude de toutes les influences cosmiques sur la santé et la maladie du genre humain, et nous désignerons avec M. Jules Rochard, sous le nom de climats : *les différentes parties de la surface du globe qui présentent les mêmes conditions physiques et réagissent de la même manière sur la santé de leurs habitants.* (Dictionnaire de médecine et de chirurgie pratiques. Article Climat.)

Voilà donc la question posée, et chacun peut déjà en comprendre l'importance et l'étendue. Il n'y a pas très-longtemps encore, ainsi que le fait remarquer M. Rochard, elle paraissait simple et facile ; on étudiait les effets du chaud et du froid, du sec et de l'humidité dans les trois zones admises, sans discussion, sous les noms de climats chauds, tempérés et froids. — On croyait alors que la température décroît régulièrement de l'équateur au pôle, et que tous les pays situés sous la même latitude jouissent du même climat. Tout le monde sait aujourd'hui combien ces assertions sont loin de la réalité, et nous verrons bientôt quel écart existe entre les lignes isothermes et les degrés de latitude.

Ainsi que je viens de le dire, les éléments de la question sont nombreux ; si plusieurs d'entre eux sont insuffisamment connus et difficilement appréciables dans leur influence, comme l'électricité et surtout l'ozone, d'autres, tels que la chaleur, les courants marins, les vents et les saisons, peuvent être l'objet d'études très-longues et de savantes recherches, en face desquelles je me sens effrayé de ma faiblesse, et gêné par le peu de temps que je dois forcément consacrer à ce travail. Je n'ai donc point la prétention de faire passer sous vos yeux une étude complète des climats, qui demanderait au moins un volume et des connaissances bien supérieures aux miennes ; mais je m'efforcerai de donner une notion claire et précise des points les plus importants, en faisant de très-larges emprunts aux beaux travaux de mes éminents confrères de la marine, MM. Rochard et Féris, et au magnifique ouvrage de M. Reclus, intitulé *la Terre*.

Pour atteindre ce but, la méthode qui me paraît la plus convenable est d'envisager, l'un après l'autre, tous les éléments dont l'influence combinée produit les climats.

Chacune de ces actions étant connue, la classification sera plus facilement comprise et appréciée. Les éléments ont été mentionnés d'après M. Féris; je me permettrai d'intervertir partiellement l'ordre dans lequel il les a placés.

CHAPITRE Ier. — **Température.**

Elle procède de deux sources : la chaleur centrale de la terre et le soleil. — La première, qui a exercé une grande influence dans les âges primitifs du monde, n'en possède presque plus aujourd'hui à la surface du sol ; d'après Fourier et de Saussure, elle contribue à peine à en élever la température d'un 36e de degré. La seconde verse des torrents de calorique qui, d'après Arago, suffiraient pour fondre en un an une couche de glace de 39 mètres 89 d'épaisseur. — Nous n'aurons donc à nous occuper que de la chaleur solaire. Celle-ci est considérablement variable sous l'action des causes suivantes :

A. — *La latitude* est le plus important de tous ces éléments. L'action du soleil sur une contrée est d'autant plus intense que ses rayons lui arrivent moins obliquement, et comme cette obliquité augmente de l'équateur aux pôles, la température diminue suivant cette direction. Si la terre était un globe parfaitement régulier, offrant partout une surface de même nature et entièrement unie, c'est-à-dire sans alternatives de continents et de mers, de plaines et de montagnes, la température serait partout rigoureusement en rapport avec la latitude et, d'après le calcul du mathématicien Lambert, le maximum de chaleur, étant conventionnellement évalué à 1000 sous l'équateur, ne serait plus que de 923 sous les tropiques et de 500 au cercle polaire.

Mais la situation des lieux au point de vue de leur latitude n'étant pas le seul facteur qui intervienne dans la production et la distribution de la chaleur, la température est loin de décroître partout en raison directe de l'éloignement de l'équateur. D'après Humboldt, c'est entre le 40e et le 45e degré que le décroissement est le plus rapide ; mais tandis qu'il est, dans l'Europe centrale, d'un demi-degré pour chaque degré de latitude entre le 38e et le 71e parallèle, il varie en Amérique de 0,88 à 0,95 pour le même espace.

B. — *Hémisphères.* L'hémisphère austral est plus froid que le boréal, à cause de la plus grande nappe d'eau qui couvre le premier. Pour se convaincre de cette inégale répartition des continents, on n'a qu'à jeter les yeux sur une mappemonde ; on y constatera à première vue que presque tout l'ancien monde, toute l'Amérique du Nord et une fraction de l'Amérique du Sud sont situés au-dessus de l'équateur. Les surfaces continentales des deux hémisphères sont dans le rapport de 3 à 1. Mais à cette prédominance des masses liquides sur les espaces terrestres se joint une autre raison d'ordre astronomique. Il s'agit de la différence que présentent les deux moitiés de l'orbite planétaire. Le printemps et l'été des régions boréales sont plus longs que les saisons correspondantes des contrées australes. Il est vrai que, pendant la saison chaude de l'hémisphère nord, la terre est plus éloignée du soleil, ce qui semblerait établir une compensation entre les deux hémisphères pour la quantité totale de chaleur reçue. Mais par le fait de l'inclinaison de la terre sur son axe, il se trouve que le nombre des heures de jour comparé à celui des heures de nuit est plus considérable au-dessus qu'au-dessous de l'équateur. Il en résulte que la perte nocturne de calorique est plus forte dans les régions australes que dans les boréales. La différence de température à latitude égale entre les deux hémisphères n'a pas encore été évaluée partout d'une manière positive. Cependant, on peut estimer d'une manière générale l'écart à environ un degré, c'est-à-dire que deux points étant donnés sous la même latitude, l'un au-dessus, l'autre au-dessous de l'équateur, le premier aura toujours un degré de température de plus que le second. Il suit de là que la ligne des plus grandes chaleurs qui sépare les deux hémisphère ne se confond point avec la ligne équinoxiale et se trouve rejetée plus au nord ; l'équateur thermique ne coïncide donc en aucune façon avec l'équateur géographique ; le premier passe même dans le désert de Sahara, c'est-à-dire vers le vingtième degré de latitude septentrionale. Pendant le printemps, l'été et l'automne de l'hémisphère boréal, les plus grandes chaleurs se font sentir non-seulement au nord de l'équateur, mais encore au-dessus du douzième parallèle, dans le voisinage du cercle tropical. C'est uniquement pendant l'hiver de l'Europe et de l'Asie que, par le fait de la situation réciproque de la terre et du soleil, la zone de la plus grande chaleur occupe les régions équatoriales, et alors même, dans certaines régions de l'Afrique, vers l'embouchure du Niger, par exemple, la plus forte température se maintient au nord de la ligne équinoxiale.

C. — *L'altitude.* Tout le monde sait que la température décroît en même temps que la densité de l'air, à mesure qu'on s'élève au-dessus du niveau de la mer. Ainsi une haute montagne, située dans les régions équatoriales, présente de sa base à son sommet un abrégé, et, pour ainsi dire, un échantillon de tous les climats, depuis celui des régions les plus chaudes avec sa puissante végétation, sa flore et sa faune si brillantes et si variées, jusqu'à celui des régions polaires, représenté par les neiges éternelles et l'absence complète d'êtres vivants. La température des lieux devra donc varier avec leur altitude, et des températures fort différentes se rencontreront sous des latitudes égales. Les intervalles de climat, qui demanderaient des jours entiers de voyage en allant de l'équateur aux pôles, sont traversés en quelques minutes d'ascension sur les montagnes. On a calculé, en effet qu'une ascension verticale de 100 mètres suivant les uns, de 200 mètres suivant les autres, équivaut à un déplacement d'un degré de latitude, de l'équateur au pôle, et que la température s'abaisse d'un degré par 170 à 200 mètres d'élévation (Helmholz, Charles Martins, Mühry). Cette influence de l'altitude avait été reconnue par les anciens géographes et positivement indiquée par Strabon.

D. — *L'exposition du sol envisagée sous le double rapport de la direction des vents et de la situation des chaînes de montagnes.* — Les régions exposées au vent du nord et abritées du soleil sont refroidies ; celles qui sont garanties de cette influence par des montagnes, et qui reçoivent à la fois le vent du midi et les rayons du soleil, présentent une température supérieure aux précédentes, ainsi qu'il est facile de s'en convaincre en comparant les versants nord et sud d'une montagne ou d'une chaîne. Je ne m'étendrai pas davantage sur ce point, la direction des grands courants atmosphériques devant être étudiée plus loin.

E. — *Le voisinage des surfaces liquides et les courants marins.* Des différences sensibles de température existent, à latitude égale, entre les régions situées aux bords des mers et l'intérieur des continents. Par le mélange incessant des eaux qui s'opère dans leur sein, les océans égalisent les températures. Les grands courants marins, apportant une fraîcheur relative dans les bassins des régions équatoriales, entretiennent d'autre part une atmosphère tiède dans certaines contrées septentrionales. Atténuant ainsi les extrêmes de chaleur et de froid sur les rivages qu'elle baigne, la mer y maintient des saisons plus tempérées et plus graduées que celles de la profondeur des continents. Certaines contrées qui devraient subir un froid très-rigoureux, si elles étaient situées dans l'intérieur des terres, sont au contraire classées dans la zone tempérée. Les froids intenses du nord et les températures accablantes des pays torrides sont également inconnus en pleine mer ; au dire de Kamtz, cité par M. Reclus, aucun voyageur n'a observé de température océanique supérieure à 31°. Cette influence peut être appréciée par l'étude comparative de deux villes situées dans la même région, l'une dans l'intérieur des terres, l'autre sur le rivage de l'océan. M. Emmanuel Liais a établi ce parallèle entre Paris et Cherbourg. Cette dernière ville, quoique placée à un degré de latitude au-dessus de la première, jouit d'une température moyenne de 11° 29, celle de Paris n'étant que de 10° 70. — La différence est bien plus sensible entre les climats d'hiver de ces deux villes, puisque, pendant une série de neuf années, la température moyenne des trois mois d'hiver a été à Cherbourg de 6° 6 et à Paris seulement de 3° 30. Mais si les eaux de la mer rendent l'hiver moins froid à Cherbourg, d'autre part elles tempèrent les chaleurs de l'été, puisque le mois le plus chaud est de 1° 45 au-dessous de Paris. — Dans la première de ces deux villes, les six mois d'octobre à mars sont plus chauds. Ceux d'avril à septembre le sont moins. Enfin, l'écart total, entre la plus haute et la plus basse température annuelle, relevé pendant une période de quatre années, a été de 36° 07 seulement pour Cherbourg, de 43° 3 pour Paris. Aussi les figuiers, les lauriers, les myrtes, et d'autres végétaux qui périraient aux environs de Paris, vivent et se développent largement dans le voisinage de Cherbourg. Il en est de même sur toutes les côtes de la Bretagne. Le contraste est encore plus grand entre les Iles Britanniques et les steppes de la Tartarie ainsi que les plateaux de l'Asie centrale, situés à plus de 1000 kilomètres de la mer. L'Irlande, fraîche en été, tiède en hiver, possède une végétation qui l'a fait appeler l'*Emeraude des mers*. Les steppes situées sous la même latitude, sont grillées pendant l'été, glacées pendant l'hiver, et ne se couvrent que d'une pauvre végétation.

J'arrive au mouvement des eaux de la mer, voulant désigner par là, non pas l'agitation superficielle des vagues, mais de véritables courants qui, très-peu visibles à nos regards, n'en jouent pas moins un très-grand rôle dans la vie de notre globe. Par eux d'énormes couches liquides, larges quelquefois de plusieurs milliers de kilomètres et profondes de plusieurs centaines de mètres, sont entraînées à travers les bassins de l'océan : les eaux des mers polaires descendent dans les régions équatoriales et celles-ci envoient leurs flots du côté des pôles. L'océan est donc animé d'un mouvement immense qui répartit ses eaux sur toute la surface non occupée par les continents. Ces courants ont pour cause principale l'énorme évaporation qui se fait à la surface de l'océan dans les régions tropicales. En admettant avec Maury que l'évaporation annuelle ne dépasse pas 4 mètres 50, ce qui est sans doute au-dessous de la réalité, la quantité de liquide enlevée seulement à l'Atlantique, dans la région tropicale, serait d'environ 120 trillions de mètres cubes représentant un cube de près de 50 kilomètres de côté. En admettant que la moitié de ces vapeurs retombe, sous la forme de pluies, dans la mer qui les a fournies, celle-ci n'en a pas moins subi une énorme soustraction d'eau, et le vide qui se forme à sa surface, tend sans cesse à être comblé par l'arrivée des masses liquides venant des régions septentrionales. Il se forme ainsi deux grands courants, qui, des pôles opposés, vont à la rencontre l'un de l'autre, dans l'Atlantique et le Pacifique. Outre l'évaporation, ce grand mouvement a aussi pour cause la différence de densité qui existe entre les eaux froides de la région polaire et les eaux tièdes de la zone équatoriale. Cette différence est d'environ 5 millièmes, et par cette inégalité de poids, l'eau la plus lourde tend à s'écouler vers l'équateur, et la plus légère, à se diriger en sens inverse. Quand les eaux venant du nord et du sud se rencontrent dans les régions tropicales, elles sont reprises par un nouveau courant, se dirigeant vers l'ouest, dont la cause véritable est le mouvement de rotation qui entraîne la terre autour de son axe. Ces couches liquides ne suivant pas complètement le mouvement qui entraîne notre globe de l'ouest à l'est, ce retard devient, relativement aux rivages immobiles de la mer, un mouvement apparent d'orient en occident. Arrêtés dans leur marche dans l'Atlantique par le continent américain, dans le Pacifique par l'Asie et les archipels situés entre ce continent et l'Australie, ces courants se brisent et se partagent de nouveau en deux moitiés, qui retournent vers les pôles nord et sud, en obliquant de l'ouest à l'est. L'océan indien n'a qu'un courant simple, tournant d'une manière incessante entre l'Australie, l'Asie et l'Afrique. On peut distinguer ainsi cinq courants marins ou cinq grands fleuves océaniques : deux dans l'Atlantique, deux dans le Pacifique et un dans l'océan Indien. De ces cinq courants un seul mérite une étude particulière, à cause de son influence sur les climats, et de son importance au point de vue de la navigation, je veux parler du *Gulf-Stream* ou courant du golfe, ainsi nommé à cause du long circuit qu'il parcourt dans le golfe du Mexique.

L'existence de ce courant fut reconnue pour la première fois, en 1513, par deux navigateurs espagnols, Ponce de Léon et Antonio de Alaminos. Dix ans plus tard, ce dernier, sortant du *débouquement* des Florides, se laissa pousser par les eaux dans la mer libre, et découvrit ainsi le chemin que suivent les navires pour revenir promptement en Europe.

En 1664 Varenius, Hollandais, dans sa *Geographia generalis*, essaya de décrire le *Gulf-Stream*, et Vossius en dessina le circuit sur la carte. Depuis, Franklin, Blagden et d'autres géographes en complétèrent l'étude et la description. Enfin le capitaine Maury a consacré à ce courant la plus grande partie de son étude sur *la Géographie de la mer*. Son ouvrage débute par les phrases suivantes, qu'il est bon de citer textuellement :

« Il est un fleuve dans l'océan ; dans les plus grandes sécheresses, jamais il ne tarit ; dans les plus grandes crues, jamais il ne déborde. Ses rives et son lit sont des couches d'eau froide, entre lesquelles coulent, à flots pressés, des eaux tièdes et bleues.

Nulle part, sur le globe, il n'existe un courant aussi majestueux. Il est plus rapide que l'Amazone, plus impétueux que le Mississipi, et la masse de ces deux fleuves ne représente pas la millième partie du volume d'eau qu'il déplace. »

Essayons maintenant de suivre cet immense courant et de nous faire une idée nette de son trajet. Prenons pour point de départ la mer des Antilles. Le Gulf-Stream, se dirigeant de l'est à l'ouest, entre ce groupe d'îles et la partie septentrionale de l'Amérique du Sud, se rapproche du rivage en entrant dans le golfe du Mexique, qu'il contourne du sud au nord, et ensuite de l'est à l'ouest, rejetant sur le littoral de l'Alabama les eaux boueuses du Mississipi. Passant ensuite le long des côtes septentrionales de Cuba et de la pointe méridionale de la Floride, il pénètre dans le détroit qui sépare le continent américain des îles et des bancs de Bahama. Grossi de la masse d'eau que lui envoie le grand courant équatorial, par les détroits de l'Archipel, et surtout par le vieux canal de Bahama, il coule droit au nord, et se jette dans l'océan, par une embouchure large de 59 kilomètres, et profonde en moyenne de 370 mètres. Là, la vitesse est très-grande, allant de 5 kilomètres 1/2 à 7 ou 8 kilomètres par heure. La masse d'eau débitée par ce courant a été estimée entre 33 et 45 millions de mètres cubes par seconde, c'est-à-dire à 2.000 fois le débit moyen du Mississipi. Ce débit est même plus considérable, quand il est favorisé par les vents et par le mouvement des marées ; il est, au contraire, amoindri quand le vent souffle du nord-est ; il se gonfle alors, et se jette avec fureur sur les plages qui l'avoisinent, rongeant d'un côté les terres, déposant de l'autre des alluvions. D'après Mühry, les îles de Bahama et les écueils qui les avoisinent ont dû être formés, en partie, par les atterrissements du grand fleuve. Le courant s'étale ensuite sur l'Atlantique, perdant en profondeur et en rapidité ce qu'il gagne en largeur. La couche d'eau froide qui lui sert de lit, et sur laquelle il coule, se rapproche peu à peu de la surface. Par le travers du cap Hatteras, la profondeur n'est plus que de 220 mètres, mais la largeur atteint 125 kilomètres. Après la traversée de l'Atlantique, ce n'est plus qu'un courant superficiel mais qui s'étend depuis les Açores jusqu'à l'Islande et au Spitzberg. Arrivé en face de New-York et du cap Cod, il s'infléchit de plus en plus vers l'est et, se dirigeant vers les côtes occidentales de l'Europe, se divise, avant de les atteindre, en deux branches principales, dont l'une, remontant vers le nord, passe à l'ouest de l'Irlande, rencontre les îles Hébrides, les Shetland, les Feroër, et va côtoyer, d'une part, le rivage oriental du Groenland, de l'autre, le rivage occidental de la Norwége. Il remonte ensuite du côté des régions polaires, où il est difficile de le suivre. La seconde branche envoie un courant dans le golfe de Gascogne, lequel se replie du sud-est au nord-ouest, le long des côtes de France, et va rejoindre, à l'est de l'Irlande, le grand courant que nous avons vu remonter vers le nord. Mais la masse principale de la branche inférieure se déroule au sud, en suivant les côtes occidentales de l'Espagne, du Portugal et de l'Afrique, puis, parvenue au niveau des îles du cap Vert, elle se dirige de nouveau vers l'ouest, pour arriver à la hauteur des Antilles, d'où nous l'avons vu partir.

Mais les côtes de l'Amérique du Nord ne sont pas visitées seulement par le Gulf-Stream. Un autre courant, dont l'influence est absolument différente, transporte les eaux venues des régions polaires du nord au sud, par le détroit de Davis, d'une part, de l'autre, par la région située à l'est du Groenland. Ce *courant polaire*, d'une température glaciale (1), contourne le Labrador, l'île de Terre-Neuve, le Canada, les Etats-Unis. Arrivé à la hauteur du cap Hatteras, il est devenu très-peu sensible et disparaît complètement un peu plus bas, laissant le champ libre aux eaux chaudes du Gulf-Stream. C'est à ce courant descendant que les côtes orientales du Groenland et du continent américain doivent leurs températures, beaucoup plus rigoureuses que celles de l'Europe, à latitude égale. Mais la rencontre la plus importante du Gulf-Stream et du courant polaire a lieu dans les parages du banc de Terre-Neuve, entre le 43e et le 47e degré de latitude nord. La ligne de démarcation entre les deux fleuves océaniques n'est jamais absolument constante, et se déplace suivant les saisons. De septembre à mars le courant froid repousse le Gulf-Stream vers le sud, de mars à septembre ce dernier, prenant sa revanche, refoule l'autre vers le nord. Le banc de Terre-Neuve, qu'entourent de chaque côté des profondeurs de 8 à 10 kilomètres, a sans doute été produit par la

(1) Découvert par les Cabot en l'année 1497.

rencontre des deux masses liquides en mouvement. D'après Koll, la ligne de démarcation entre les deux courants est parfois tellement précise, qu'elle est appréciable au regard et qu'on distingue le moment où le navire quitte les belles eaux azurées du Gulf-Stream pour entrer dans les flots verdâtres du courant polaire. La première de ces eaux est saturée de sel, la seconde en contient moins ; l'une est tiède, l'autre est froide. La chaude température du Gulf-Stream (30 degrés dans le golfe du Mexique) diminue progressivement, mais se perdrait beaucoup plus vite, si ce vaste courant, au lieu de couler sur un lit d'eau plus froide, se mouvait sur le fond même de l'océan, le sol étant meilleur conducteur du calorique que les eaux. La quantité de chaleur entraînée par le Gulf-Stream est immense. Grâce à elle, les lacs des îles Feroër et des Shetland ne gèlent jamais pendant l'hiver, la Grande-Bretagne s'enveloppe de brouillards, et le myrte croît sur les côtes d'Irlande, sous la même latitude que les déserts glacés du Labrador. Les côtes d'Irlande sont de 2 degrés plus chaudes à l'occident qu'à l'orient, et cette île privilégiée jouit, sous le 52e degré, d'une température égale à celle des Etats-Unis sous le 38e parallèle, c'est-à-dire à 1,650 kilomètres plus au sud.

Le courant du golfe traverse l'Atlantique, avec une moyenne de 38 kilomètres par jour ; on voit flotter à sa surface des troncs et des branches d'arbres, qui vont échouer sur les plages de l'Europe, et parfois sur celles de l'Irlande et du Spitzberg. Des graines venues du Nouveau-Monde, ont germé sur le rivage des Açores. Plusieurs fois, des épaves de navires détruits ont été entraînées jusqu'en Europe.

Enfin, le courant est utilisé par les navigateurs, soit pour aller d'Europe en Amérique, soit pour voyager en sens inverse. Colomb, dans ses grandes découvertes, utilisa le courant qui va des côtes d'Espagne aux Antilles ; Franklin, pendant la guerre de l'indépendance américaine, avait reconnu qu'en suivant une certaine route, on abrégeait la traversée d'Amérique en Europe. Ces faits sont aujourd'hui connus et largement mis à profit par les navigateurs.

Je regrette de ne pouvoir m'étendre davantage sur ces grandes et belles questions ; les développements plus vastes, dont elles sont dignes, excèderaient les limites de ce travail. Je crois donc devoir, ayant ainsi passé en revue les influences qui peuvent modifier la température, étudier celle-ci dans ses variations et ses différences suivant les régions du globe. Nous savons maintenant pourquoi la chaleur solaire n'est pas répartie, sur les divers points de la terre, avec une décroissance régulière de l'équateur aux pôles. On appelle *lignes isothermes* celles qui réunissent les points jouissant de la même température. Ces lignes sont loin de coïncider avec les degrés de latitude (1). Voyons, en quelques mots, quelles sont, entre ces deux systèmes, les principales différences.

L'équateur thermique, c'est-à-dire la courbe de la plus grande chaleur moyenne, de chaque côté de laquelle la température diminue graduellement vers les pôles, est presque entièrement situé dans l'hémisphère boréal. Peut-être, en quelques points du Pacifique et de la mer de la Sonde, descend-il un peu au-dessous de l'équateur, mais il n'a pas été, sur toute sa longueur, tracée d'une manière certaine et définitive. La température moyenne est loin d'être partout la même sur toute la longueur de cette ligne ; au-dessus de l'océan elle est de 25 à 26, sur les côtes de la Colombie et des Guyanes de 27, de 28 à Calcutta, et de 29, 6 aux bouches du Niger. Elle doit être plus élevée encore dans l'intérieur de l'Afrique et de l'Arabie, à une grande distance de la mer. Au nord et au sud de cette zone les lignes isothermes se déroulent avec des sinuosités nombreuses. Celles-ci sont beaucoup moins marquées dans l'hémisphère méridional, où, les continents étant moins nombreux, la prédominance de l'océan tend à égaliser les températures ; dans la mer antarctique, elles sont même sensiblement parallèles aux degrés de latitude. Les courbes les plus marquées de cet hémisphère se développent à l'ouest de l'Afrique et de l'Amérique méridionale, sous l'influence des courants d'eau froide qui longent les côtes allant du pôle sud à l'équateur.

Dans l'hémisphère boréal, les lignes isothermes coupent les degrés de latitude sous les angles les plus divers. Envisagées dans leur ensemble, elles ont la forme d'une double vague dont les crêtes se redressent vers les rivages occidentaux de l'Europe et de la Californie, et les dépressions coïncident avec les côtes

(1) Lesquels, distants de 111 kilomètres les uns des autres, parallèlement à l'équateur, présentent une parfaite régularité.

orientales de l'ancien et du nouveau monde. Une des vagues isothermes les plus élevées est celle de 5 degrés qui, passant par Québec, s'élève brusquement à quelque distance du banc de Terre-Neuve, en suivant le tracé du Gulf-Stream, pour atteindre son point culminant au-dessus des îles Feroër, sous le 3e degré de latitude, d'où elle coupe les côtes de la Norwége et s'abaisse par une pente moins sensible à travers l'Europe et l'Asie, pour se relever légèrement au niveau du Pacifique. Son point le plus bas, au-dessus de Pékin, correspond au 43e parallèle. Cette ligne isotherme a donc une courbe correspondant à 20 degrés de latitude. Il faut remarquer que le courant du Gulf-Stream relève toutes les lignes isothermes au niveau de l'Europe occidentale, et même au-dessus, dans la direction des régions polaires. — Dans l'hémisphère boréal, on a pu tracer approximativement les lignes isothermes jusqu'à celle qui donne une température moyenne de 15° centigrades; au delà les observations ont été trop rares pour qu'on ait pu faire un tracé positif. D'après Brewster, le pôle nord ne serait pas le siége du froid le plus intense, en d'autres termes, le *pôle du froid* ne coïnciderait pas avec le pôle géométrique. Les recherches de Mühry permettent de croire qu'il en est de même dans l'hémisphère austral. C'est donc à tort, suivant M. Reclus, qu'on a admis une vaste croûte de glace recouvrant toutes les régions polaires. D'après les calculs du mathématicien Plana, la quantité totale de chaleur reçue s'accroît du cercle polaire aux pôles eux-mêmes. Les froids seraient donc moins rigoureux au pôle boréal qu'ils ne le sont sur les côtes de l'Amérique du Nord et de la Sibérie, à 2,600 kilomètres plus au sud. Quoi qu'il en soit, il est certain que, pendant les six mois d'été, l'action du soleil est plus forte au pôle que sur les régions plus basses, car, ainsi que l'a dit le regretté Gustave Lambert, « il est toujours midi » au pôle pendant six mois de l'année. Parry, en 1827, avait entrevu la mer libre; Kane l'aperçut au nord du détroit de Smith; Wrangel et d'autres navigateurs ont vu au nord de la Sibérie des espaces non encombrés de glaces. Enfin, dans l'hémisphère antarctique, James Ross a vu des parages relativement débarrassés de glace. Mais contre tous ces témoignages s'élève celui de Nordenskiold, qui, en 1868, est monté jusqu'à 800 kilomètres du pôle. Ce grand navigateur, qui a approché du but plus qu'aucun autre, regarde comme une chimère l'existence de la mer libre arctique. — Cette opinion est, si je ne me trompe, partagée aujourd'hui par la majorité des géographes.

L'écart total entre les extrêmes de froid et de chaud, dans les diverses parties de la terre, dépasse de beaucoup 100 degrés. Le capitaine Back a constaté à Fort-Reliance, dans l'Amérique anglaise, une température de 56,74; un voyageur russe a vu à Semipalatinsk le thermomètre à 58, à Nichni-Udinsk, en Sibérie, on a observé 64,5; enfin Gmelin aurait éprouvé à Kiringa, dans la même région, une température de 84,4. Par contre, M. Duveyrier a vu, dans le pays des Touaregs, le thermomètre marquer 67,7. Ainsi, sans admettre le fait probablement erroné de Gmelin, la série des températures comprend environ 130 degrés. Dans le même pays on a pu constater un écart dépassant 80 degrés. A Fort-Reliance, où Back éprouva des froids si rigoureux, Franklin fut soumis pendant l'été à une chaleur de 30,5.— Cette grande inégalité de températures s'observe surtout dans les régions très-éloignées de la mer. Par contre, les pays abrités par les montagnes et soumis à l'action modératrice des eaux ont des températures extrêmes, variant de 11 à 30 degrés. — Comme types de ces heureux climats, on peut citer Surinam, les Canaries, Madère, le littoral des Alpes génoises. En France, l'écart entre les froids les plus vifs et les chaleurs les plus intenses, atteint rarement 50 degrés et ne dépasse pas 45 dans les années ordinaires.

Les lignes d'égale température pour chaque saison sont beaucoup plus sinueuses que les isothermes. On nomme *isothères* les lignes reliant tous les lieux où la température de l'été est à peu près la même, les *isochimènes* réunissent les régions présentant en moyenne les mêmes températures hivernales. Pour le printemps ce sont des *lignes isoères*, et pour l'automne des lignes *isométopores*.

Des milliers d'observations ont permis d'établir dans un grand nombre de localités les températures moyennes des jours, des nuits et des années. Pour ce qui est des jours, la température la plus haute se fait sentir, en moyenne, entre une et deux heures de l'après-midi, la plus basse, une heure ou une demi-heure avant le lever du soleil.

CHAPITRE II. — **Humidité.**

L'humidité est, après la température, la condition atmosphérique qui contribue le plus puissamment à différencier les climats. L'eau qui s'évapore à la surface des mers, des fleuves et des lacs, est répartie par les vents sur toute la surface du globe, car au-dessus de toute nappe d'eau, et même au-dessus des surfaces glacées, il se forme de la vapeur d'eau, à la condition que l'air n'en soit pas déjà saturé, c'est-à-dire n'en contienne pas toute la proportion qu'il peut absorber, sans qu'il y ait précipitation d'humidité et formation de brouillards, de pluie ou de neige. La limite de saturation de l'eau varie avec la température, dont elle suit l'augmentation; en d'autres termes, l'air contient d'autant plus de vapeurs d'eau que la chaleur est plus forte: ainsi, à 20 degrés au-dessous de zéro, un mètre cube d'air, pesant près de 1,300 grammes, ne contient qu'un gramme de vapeur; à zéro il peut en recevoir plus de 5 grammes; de 10 à 30, le nombre des grammes de vapeur est à peu près égal à celui des degrés de la température, soit 30 grammes pour 30 degrés; au delà de ce terme, la capacité de l'air pour la vapeur d'eau augmente beaucoup plus rapidement; à 100 degrés, point de l'ébullition, l'atmosphère en absorbe son propre volume. Quand une couche d'air en contact avec une surface liquide a été saturée d'humidité, elle ne peut plus en absorber ; mais si elle est emportée par le vent, celle qui lui succède s'en sature à son tour, pour faire place à une troisième. Le dessèchement des surfaces humides se fait donc avec d'autant plus de rapidité que le courant d'air est lui-même plus violent. Les vents, ayant ainsi favorisé l'évaporation à la surface des nappes d'eau et des terres arrosées par la pluie, transportent cet air humide à de grandes distances, de manière que, même dans les pays les plus secs, l'atmosphère ne soit jamais entièrement privée de vapeur d'eau. En pleine mer les couches aériennes sont toujours très-rapprochées du point de saturation, et la vapeur contenue dans l'atmosphère diminue assez régulièrement de l'équateur aux pôles, en suivant les courbes des isothermes. Dans l'intérieur des continents, au contraire, la proportion d'eau contenue dans l'air varie considérablement. Si, dans les Iles Britanniques, l'atmosphère est toujours à un point voisin de la saturation, par contre, dans les steppes de l'Asie centrale, elle contient à peine 15 ou 20 pour 100 de ce qu'elle pourrait absorber. Quand le point de saturation est dépassé, une partie de l'eau vaporisée se précipite sous forme de gouttelettes, donnant lieu ainsi à un nuage, à un brouillard ou à la pluie. Le point de saturation s'élevant avec la température, le même vent peut être sec dans les régions chaudes et humide dans un pays froid. Il faut donc distinguer l'humidité absolue de l'humidité relative; la première peut s'accroître pendant que la seconde diminue. Ainsi, le matin, au lever du soleil, l'air se refroidissant, l'humidité absolue diminue et l'humidité relative augmente, et se manifeste sous la forme de brouillards et de rosée. Plus tard la chaleur, en s'élevant, produit des phénomènes inverses et, le soir, un nouvel abaissement thermométrique ramène l'air à peu près au même état que le matin. L'évolution successive des saisons reproduit en grand les variations diverses que nous venons d'indiquer. Ainsi c'est dans les plus fortes chaleurs que l'air contient le plus d'humidité, alors qu'il paraît devenir de plus en plus sec. Le temps me manque pour étudier en détail la formation des nuages. Quant à la hauteur à laquelle ceux-ci se forment et se soutiennent, elle est très-variable. On les voit quelquefois raser les sommets des édifices et des arbres ; d'autre part, M. Liais a constaté la présence d'un nuage à 11,540 mètres ; mais la hauteur moyenne de leur zone de condensation semble pouvoir être fixée entre 2,000 et 3,000 mètres. L'épaisseur des nuages est aussi très-variable. MM. Barral et Bixio en ont vu un de 5,000 mètres de hauteur verticale. Ils ont, en moyenne, d'après M. Peytier, 450 à 500 mètres dans les Pyrénées, et d'après Piazzi-Smith, 300 mètres autour de l'île de Ténériffe. On a généralement adopté pour la dénomination des nuages la classification de Howard, qui les ramène aux types suivants :

1° *Stratus*, ou longues bandes parallèles.

2° *Cumulus*, ou balle de coton, simulant quelquefois d'immenses chaînes de montagnes.

3° *Cirrus*, vulgairement queue de chat, petite nuée blanche, rappelant la laine cardée ou les barbes de plumes.

Ces diverses formes peuvent se combiner deux à deux ou trois à trois, de manière à former le cumulo-stratus, le cirro-cumulus, le cirro-strato-cumulus, etc.

Enfin on nomme *nimbus* le gros nuage constituant une masse uniforme, ordinairement de couleur foncée, qui se forme à l'approche des pluies et des orages.

Si l'atmosphère était toujours calme, les précipitations d'humidité se feraient d'une manière lente et régulière ; on verrait beaucoup de brumes, peu de pluies et surtout de fortes pluies. Ces conditions sont changées par l'agitation de l'air. Si deux masses aériennes de températures différentes viennent à se choquer, le refroidissement produit dans l'une d'elles diminue son degré de saturation, une partie de la vapeur d'eau repasse à l'état liquide et se précipite sur la terre en gouttes de pluies. Ces gouttes, petites à leur point de départ, se grossissent en chemin par l'adjonction de particules de vapeurs transformées en eau par le refroidissement brusque des couches que traverse l'ondée. A l'Observatoire de Paris, la quantité de pluie recueillie dans la cour dépasse d'environ 60 millimètres par an celle qu'on reçoit sur la terrasse. On ne doit pas conclure de ce fait que les pluies soient plus abondantes dans les plaines que sur les montagnes. C'est le contraire qui a lieu, les nuages, poussés par le vent, allant se heurter contre des cimes dont la basse température provoque la précipitation des vapeurs et les chutes d'abondantes ondées. En effet, on a reconnu par des observations directes que la quantité de pluie tombée est en raison de l'altitude, du moins jusqu'à une certaine hauteur. D'après Keith Johnston, la moyenne pour l'Europe serait de 575 millimètres dans les plaines et de 1,300 millimètres dans les régions montagneuses.

La quantité de pluie tombée chaque année varie, suivant les localités, dans les proportions considérables. On peut dire, en général, qu'elle va en décroissant de l'équateur aux pôles, mais le nombre des jours de pluie n'est point en rapport avec la masse de l'eau précipitée ; il semble même que ces deux chiffres sont, d'une manière générale, en raison inverse l'un de l'autre. L'étude de ces différences présente le plus vif intérêt. Disons aussi qu'il y a des régions sans pluies, dans lesquelles l'apparition d'un nuage est regardée comme un phénomène extraordinaire. C'est dans les Indes orientales et dans leurs parties montagneuses qu'ont été observées les pluies les plus abondantes. A Cherra-Ponjee, situé à 1,360 mètres d'altitude sur les monts Garrows, au sud de la vallée du Bramhapoutra, les pluies durent sans interruption pendant trois mois et demi; leur total annuel est de 15 m. 75, total équivalent à celui des pluies qui tombent sur Alexandrie pendant un siècle. A Mahabaleehvar, sur le versant occidental des Ghâtes, à une hauteur de 1,360 mètres, comme pour la station précédente, la moyenne annuelle des pluies est, d'après Schlagentweit, de 6 m. 19. Sur les côtss de la Colombie tombent d'énormes quantités de pluies, probablement peu inférieures à celles de l'Himalaya. Maury parle d'un voyageur, dont il ne donne pas le nom, qui aurait, dans ces régions, constaté une chute annuelle de 34 m. 77. Au fond du golfe du Mexique nous trouvons, pour Vera-Cruz, 4 m. 276. M. Reclus donne ensuite, pour Bergen en Norwége, 2,653, pour Nantes, 0,650, pour Paris, 0,503, et enfin, pour Alexandrie d'Egypte, 0,175. Je dois dire quelques mots encore sur la distribution des pluies suivant les lieux et les saisons.

En général, les pluies sont d'autant plus abondantes que le pays est plus rapproché de l'équateur; l'évaporation étant d'autant plus forte que le soleil est plus ardent, la condensation des vapeurs rend à la terre une masse d'eau plus considérable. De même les régions tropicales sont plus arrosées que les zones tempérées, et celles-ci, plus que les zones polaires. Relativement aux saisons, la répartition des pluies a lieu d'une façon très-régulière dans les pays équatoriaux et tropicaux. Dans les premiers l'année est divisée en quatre saisons, deux sèches et deux pluvieuses, dont M. Féris (*Etude sur les climats équatoriaux en général*) a très-nettement expliqué la succession. Le soleil suit un mouvement annuel d'oscillation, par lequel il va du tropique du Cancer à celui du Capricorne, pour retourner ensuite de ce dernier à son point de départ. Il passe donc deux fois au zénith. Ainsi un édifice allongé dans la direction est et ouest verra successivement ses deux façades nord et sud échauffées par les rayons du soleil, tandis que, dans les régions tempérées, le même côté reçoit la lumière et la chaleur. L'astre entraîne dans sa course une bande de nuages ou anneau opaque, nommé par les Anglais *cloud ring* (bague nuageuse). Cette zone est due à l'évaporation des eaux par les rayons solaires et aux vapeurs qu'apportent les vents alizés. Cette zone suit la marche du soleil sur l'écliptique, et les deux saisons pluvieuses existent dans chaque lieu pendant tout le temps que durent les deux passages de l'astre et de l'anneau nuageux au zénith de ce lieu. La température étant plus élevée au nord qu'au sud de l'équateur, et nous savons pourquoi, les condensations de nuages se produisent plus haut dans l'hémisphère septentrional, et l'on peut ainsi considérer les limites moyennes du *cloud ring*, et par suite des pays ayant deux saisons pluvieuses, comme situées entre le 8e parallèle nord et le 2e sud. M. Féris a donné à ces climats le nom de *diploriques* (διπλοος, double, ωρα, saison), ou à saisons doubles alternantes. Dans les régions tropicales, par le fait de conditions météorologiques dont l'étude détaillée m'entraînerait trop loin, les deux saisons de pluie se réunissent pour n'en former qu'une, après avoir fait disparaître la petite saison sèche intermédiaire. Il n'y a donc là que deux saisons, une sèche et une humide, et M. Féris a nommé ces climats dioriques (δὶς, deux fois, ωρα, saison).

Les régions tempérées et froides, situées au-dessus et au-dessous des zones que nous venons de parcourir, présentent beaucoup moins de régularité au point de vue de la succession et de l'abondance des pluies ; c'est surtout dans l'hémisphère boréal que, par le fait de la distribution des terres, des montagnes et des eaux, la précipitation des vapeurs se fait d'une manière très-irrégulière. La marche des vents est la cause véritable de cette inégale répartition des eaux du ciel suivant les époques de l'année, car, en dehors des régions équatoriales, la plupart des pluies ne se forment point sur place, et sont, au contraire, apportées de loin par les courants atmosphériques.

Certaines régions ont des pluies d'hiver, d'autres les voient revenir au printemps et en automne. En examinant une figure reproduite par M. Reclus d'après Kamtz, et indiquant par des courbes les moyennes de pluies en France suivant les saisons, on constate que, soit dans l'orient, soit dans l'occident, soit dans le nord, soit dans le midi, le maximum des pluies a lieu en automne et surtout à la fin de cette saison. Les pluies du printemps sont moins abondantes que celles de l'automne partout, excepté dans les régions occidentales, où cette saison est la plus sèche de l'année. L'été présente son maximum de sécheresse dans le midi, il est assez pluvieux dans la France orientale. L'hiver est généralement peu humide.

Chapitre III. — **Vents.**

Les mouvements de l'air atmosphérique jouent un rôle considérable dans l'ensemble des phénomènes constitutifs des climats. Si, dans nos régions tempérées, la direction et l'intensité des vents ne paraissent soumises à aucune règle fixe, il n'en est pas de même dans les régions équatoriales.

Sous ces latitudes brûlantes les couches aériennes, rapprochées du sol, éprouvent par la chaleur une sensible dilatation ; devenues plus légères, elles s'élèvent rapidement dans l'atmosphère, produisant ainsi un vide qui est incessamment comblé par l'arrivée d'autres couches venues des régions moins échauffées. Ainsi se forment, d'une part, un grand courant vertical dirigé de bas en haut, et deux courants horizontaux, allant en sens inverse, l'un du nord au sud, l'autre du sud au nord. Ces deux vents tirent leur origine des glaces polaires, pour se rencontrer au niveau de la ligne équinoxiale. Ils iraient directement des pôles à l'équateur si la terre était immobile ; mais le mouvement de rotation du globe d'occident en orient ayant une vitesse de plus en plus grande à mesure qu'on se rapproche de l'équateur, où elle atteint son maximum de 1,670 kilomètres par heure, les courants se trouvent forcément déviés dans une direction inverse, c'est-à-dire du nord-est au sud-ouest dans l'hémisphère boréal, et du sud-est au nord-ouest dans l'hémisphère austral. Ces vents sont les *alizés*, à peu près inconnus des anciens, et dont la découverte complète est due aux grands navigateurs espagnols et portugais. Les premiers nommèrent la partie tropicale de l'Atlantique *el golfo de las damas*, parce que dans ces parages on aurait pu confier le gouvernail à une jeune fille. D'après Varénius, des marins partis d'Acapulco pouvaient s'endormir sans s'inquiéter de rien, certains d'être conduits par le vent à travers le Pacifique jusqu'aux rivages des Philippines. Les Anglais, pour indiquer les avantages qu'apporte à la navigation l'existence des alizés, les ont nommés *trade-vinds*, vents du commerce.

Les vents, malgré leur régularité ordinaire, sont cependant soumis à certaines variations par le fait des alternatives des saisons, surtout au voisinage des côtes.

Au point de rencontre des deux courants opposés et de force à peu près égale il se fait une sorte de neutralisation, constituant autour de la ligne équinoxiale la *zone des calmes équatoriaux*, qui, suivant les saisons, occupe une largeur de 250 à 1,000 kilomètres et plus. Cette zone se déplace en même temps que le soleil ; elle remonte au-dessus de l'équateur quand cet astre se rapproche du tropique du Cancer, et descend au-dessus de cette ligne après le 21 septembre, quand il retourne vers le tropique du Capricorne. La partie médiane de la zone des calmes, qu'on peut appeler *l'équateur météorologique* du monde, ne correspond pas avec la ligne équinoxiale. Il en est de même, ainsi que nous l'avons vu, pour l'équateur thermique. Ce phénomène dépend du groupement de la plupart des terres continentales dans l'hémisphère du nord et de la chaleur plus grande qui en est la conséquence pour les régions situées dans cet hémisphère jusqu'à une certaine distance de l'équateur.

Les masses d'air amenées par les deux courants alizés ne peuvent pas s'accumuler indéfiniment dans la zone des calmes. Elles s'élèvent verticalement à plusieurs kilomètres de hauteur et sont ensuite entraînées du côté des pôles, dans une direction inverse à celle qu'elles ont primitivement suivie, constituant ainsi les *contre-alizés* ou *vents de retour*.

L'existence de ces courants, occupant les couches supérieures de l'atmosphère, a été prouvée par le transport à de grandes distances et dans une direction opposée à celle des alizés de cendres ou de poussières végétales. Humboldt observa au milieu de l'Atlantique une pluie de poussière qui était composée, suivant lui, de grains siliceux enlevés par le vent aux solitudes du Sahara. Mais Ehrenberg a reconnu par l'examen microscopique de cette poussière qu'elle venait non de l'Afrique, mais desllanos de l'Amérique du Sud. Dans la zone équatoriale, les contre-alizés ne commencent à souffler qu'à partir d'une hauteur de 7 à 8 kilomètres ; les vapeurs qui s'élèvent du Cotopaxi conservent jusqu'à 2,000 mètres au-dessus du cratère, haut lui-même de 5,398 mètres, la direction que leur imprime le vent d'est. A mesure qu'on s'éloigne de l'équateur, la hauteur des contre-alizés diminue. Ainsi les vapeurs échappées du sommet du pic de Teyde, haut de 3,675 mètres, dans l'île de Ténériffe, sont chassées par le courant de retour, qu'on retrouve sur les flancs de la montagne au-dessus de 2,740 mètres environ. Dans les régions plus rapprochées des pôles, on voit les contre-alizés s'abaisser considérablement, quelquefois même jusqu'au niveau de la mer. On comprend, en effet, que l'air échauffé et dilaté au niveau de l'équateur soit enlevé d'abord à une hauteur considérable ; mais il tient en suspension une masse énorme de vapeurs d'eau qui se condensent en nuages à mesure que ces masses aériennes se refroidissent en s'éloignant des contrées équatoriales. Cet air, plus lourd que le vent sec et froid des pôles, se rapproche de la surface de la terre, luttant avec plus ou moins de succès contre les courants polaires. Le vent du sud-ouest doit être ainsi considéré comme le courant dominant des zones tempérées du nord. Les navires à voiles mettent environ 46 jours pour aller d'Europe en Amérique, et 23 seulement, c'est-à-dire un temps moitié moindre, pour le retour, favorisés qu'ils sont par le vent et par le Gulf-Stream.

Les alizés et les contre-alizés ne se font point sentir sur toute la surface du globe. Leur domaine est limité, d'une part, ainsi que nous l'avons vu, par la zone des calmes équatoriaux, de l'autre, par celle des vents irréguliers des régions tempérées. Mais outre les grands courants permanents, moins réguliers sur les terres que sur les mers, il en existe d'autres, offrant un caractère de périodicité en rapport avec les saisons. Nous devons citer en première ligne les *moussons* de l'Inde et de l'Arabie, ainsi nommés du mot *maussim* ou *moussim*, qui signifie changement, saison. L'alternance de ces vents divise en effet l'année en deux parties égales. Pendant les chaleurs de l'été les plateaux de l'Asie centrale, les plaines de l'Hindoustan, étant beaucoup plus échauffés que la mer, les couches d'air rapprochées du sol se dilatent, s'élèvent et sont remplacées par des couches plus froides, venant des surfaces couvertes d'eau. Il s'établit ainsi un courant de la mer à la terre ; ce courant, qui s'est chargé de vapeurs d'eau puisées dans l'océan, inonde de pluies torrentielles les côtes des péninsules Indienne et Transgangétique ; il n'est arrêté que par les hautes cimes de l'Himalaya et des autres chaînes bornant au midi le plateau central de l'Asie. C'est ce qu'on nomme la *mousson du sud-ouest*. Quand le soleil se rapproche du tropique du Capricorne, le vent du nord-est, provenant du grand courant des alizés, souffle sur toutes ces régions, et les vents de mousson se reploient sur l'hémisphère méridional, vers l'Australie et les îles de la Sonde. Des courants analogues se font sentir sur les côtes des autres parties du monde.

Les vents de la Méditerranée orientale, auxquels on avait donné le nom de *vents étésiens* (de ετος, année), ne sont autre chose que des moussons.

Outre les diverses catégories de courants atmosphériques que nous venons d'examiner, c'est-à-dire les vents irréguliers de nos régions, les alizés et contre-alizés ou courants permanents, les moussons ou courants alternant suivant les saisons, l'étude, pour être complète, doit embrasser encore un certain nombre de mouvements atmosphériques plus limités, et dont les variations régulières ou irrégulières sont dues à plusieurs circonstances météorologiques. Je dois donc envisager en peu de mots :

1° *Les brises de terre et de mer.* Ce sont des variations journalières se faisant sentir le long des côtes. Pendant le jour les surfaces terrestres se réchauffent beaucoup plus que les espaces couverts d'eau. Les couches d'air voisines du sol tendent donc à s'élever à partir de 10 heures du matin, et le vide qu'elles produisent est immédiatement comblé par les masses d'air plus froides qui se trouvaient au-dessus de la mer. Ainsi s'établit un courant partant du large, et se dirigeant vers les côtes et l'intérieur des terres. L'existence de cette *brise de mer* rend la chaleur beaucoup plus tolérable sur les rivages et les parties voisines que dans l'intérieur des continents, sous des latitudes égales. Pendant la nuit un phénomène inverse se produit. Le sol perd, par son rayonnement vers les espaces célestes, une grande partie de la chaleur qu'il avait reçue, la mer conservant au contraire à peu près sa température diurne. Il se fait donc entre les couches d'air une rupture d'équilibre en sens inverse de celle qui avait eu lieu pendant le jour, et le vent souffle de la côte à la mer. C'est la *brise de terre*. Les variations quotidiennes sont très-régulières dans certaines contrées. Mais les brises ne sont pas toujours perpendiculaires à la direction des côtes, la coexistence des vents alizés leur imprime souvent une direction oblique.

2° *Les vents des montagnes*. Les montagnes ont aussi leurs brises alternantes. Leurs cimes recevant pendant le jour une quantité considérable de chaleur, l'air qui les entoure se dilate et s'élève. Il est remplacé par des couches plus dences, venant de la plaine. Dans certaines régions, le vent ascendant possède une telle force, que tous les arbres sont inclinés dans le sens des montagnes. La nuit, des phénomènes inverses se produisent, et les couches d'air qui ont monté avec tant de force dans la journée redescendent, avec un cours moins rapide à la vérité.

3° *Les brises solaires.* Dans les plaines et les régions semées de collines, on observe des brises journalières, causées par les alternatives de chaud et de froid que produit la marche du soleil.

4° *Les vents locaux.* Les courants propres à certaines régions, comme le *pampero* de la République Argentine, le *chamsin* de l'Egypte, le *simoun* du Sahara, le *siroco* de l'Afrique septentrionale, de la Sicile et du sud de l'Italie, le *fœhn* des Alpes helvétiques, ont aussi leur origine dans une inégale répartition de la chaleur.

5° *Les tourmentes,* si redoutables sur les montagnes et même dans les plaines en temps de neige. Elles peuvent être déterminées par les vents les plus divers. Elles causent chaque année la mort de beaucoup d'hommes et de chevaux sur les hauts plateaux de l'Himalaya et du Karakorum en Asie, des Andes en Amérique, et même des Alpes et des Pyrénées.

Je dois dire quelques mots des vents qui soufflent dans les régions tempérées, en dehors des divers courants que nous venons de passer en revue. Ces vents sont moins irréguliers qu'ils ne le paraissent ; dans notre hémisphère il y en a deux qui dominent : l'un venant du pôle, l'autre de l'équateur. Ils subissent, comme les vents alizés, une déviation par le fait du mouvement terrestre, mais il a été constaté, depuis des siècles, que la succession des vents s'accomplit d'une manière normale, par une véritable rotation, dont un savant Prussien, Dove, a donné les formules suivantes :

Pour l'hémisphère boréal : S-O, O, N-O, N, N-E, E, S-E, S, S-O.
Pour l'hémisphère austral : N-O, O, S-O, S, S-E, E, N-E, N, N-O.

Cet ordre régulier a été nommé, par Dove, *loi de giration*

De tout ce que nous venons de voir il résulte que la direction des vents, soumise à des variations nombreuses par l'action du soleil et la conformation du relief terrestre, n'est jamais complètement régulière et rectiligne. Les rencontres de courants allant en sens opposés produisent des remous aériens qui s'étendent quelquefois sur de très-grands espaces, atteignant une vitesse considérable.

Les torrents circulaires ont reçu le nom de *trombes* quand ils sont d'une étendue médiocre, et de *cyclônes* quand ils embrassent de grands espaces. Sous ce terme général on peut comprendre les *ouragans* de l'Amérique, les *typhons* de la Chine, les *tempêtes tournantes* de l'océan des Indes et les tornades des côtes de l'Afrique, dont M. Féris, dans son beau travail sur la Côte des Esclaves, a donné une émouvante description. Les plus terribles tempêtes de nos régions ne peuvent nous donner qu'une faible idée des immenses bouleversements produits dans la nature par ces effroyables désordres de l'atmosphère. Depuis la découverte de l'Amérique des milliers de navires ont péri dans les régions tropicales, soit en pleine mer, soit sur les côtes. Le cyclône de 1737 fit plus de 20,000 victimes dans le delta du Gange. Celui de la Havane en 1846 et celui de Calcutta en 1864 détruisirent chacun plus de 150 grands bâtiments en quelques heures. En 1825 un ouragan terrible dévasta la Guadeloupe et détruisit les navires mouillés dans la rade de la Basse-Terre.

Un capitaine, ayant eu le bonheur d'échapper à la mort, raconta que son brick avait été aspiré par la tempête, soulevé hors de l'eau, et qu'il avait fait pour ainsi dire naufrage dans les airs. Mais le plus effroyable cyclône des temps modernes fut celui du 17 octobre 1780, surnommé le *grand* ouragan. Après avoir tout détruit à Barbadoes, où il ne resta ni arbres ni maisons, il fit disparaître une flotte anglaise dans le port de Sainte-Lucie et ravagea cette île où périrent 6,000 personnes ; puis, tombant sur la Martinique, il y coula plus de quarante navires portant 4,000 hommes de troupes de terre ; la ville de Saint-Pierre et d'autres localités furent complètement dévastées, et 9,000 personnes succombèrent dans l'île. La Dominique, Saint-Eustache, Saint-Vincent et Puerto-Rico furent également ravagés et virent sombrer beaucoup de bâtiments. Du côté des Bermudes, plusieurs navires de guerre anglais périrent avec leurs équipages. La guerre, qui sévissait avec fureur entre la France et l'Angleterre, fut suspendue dans ces parages par cette épouvantable catastrophe, et le gouverneur de la Martinique rendit la liberté à des matelots anglais prisonniers, déclarant que, dans un semblable désastre, tous les hommes devaient se sentir frères.

La vitesse des cyclônes dépasse de beaucoup celle des vents, même les plus violents. Elle atteint dans les couches voisines du sol 45 mètres par seconde, soit 162 kilomètres par heure. Cette rapidité extrême du mouvement de l'air, amenant un frottement considérable de molécules, explique l'échauffement de l'eau après les tempêtes, phénomène déjà mentionné par Cicéron dans son traité *De naturâ Deorum*. Les flots sont soulevés à des hauteurs qu'on a vu dépasser de 22 mètres le niveau habituel de la mer.

Les *trombes* sont des phénomènes analogues aux cyclônes, mais beaucoup moins importants par leur étendue et leurs ravages. On les observe dans toutes les parties du monde, mais plus rarement en Europe. Dans les grandes prairies de l'Asie centrale et de l'Amérique du Sud on les a vues enlever des nuages de sauterelles ; dans les plaines sablonneuses du Sahara, de l'Arabie et d'autres régions, elles soulèvent d'énormes quantités de poussière qu'elle font tourbillonner dans l'espace, produisant ainsi une obscurité profonde, et faisant périr d'asphyxie les hommes et les animaux plongés dans cette atmosphère irrespirable.

CHAPITRE IV. — **Pression atmosphérique.**

La pression barométrique présente, suivant les temps et les lieux, de nombreuses variations. Elle est influencée :

1° Par l'altitude. Tout le monde sait qu'elle diminue en raison directe de l'élévation au-dessus du niveau de la mer. La pression décroît d'environ un centimètre par 105 mètres d'élévation, et augmente de la même quantité quand on s'enfonce dans l'intérieur de la terre.

2° Par la température. Les couches d'air très-échauffées se dilatent, et ainsi se produit un abaissement de la colonne barométrique.

3° Par la quantité des vapeurs d'eau contenues dans l'air, dont elles diminuent le poids spécifique. C'est pourquoi la pression est moins forte vers l'équateur. En outre, celle-ci est plus marquée dans l'hémisphère boréal que dans l'austral, différence due, suivant M. Féris, à la présence de vapeurs d'eau plus abondantes dans ce dernier, qui contient plus de surfaces recouvertes par l'océan.

4° Par la latitude : on trouve la pression maximum à égale distance entre le pôle et l'équateur. Elle s'abaisse quand on s'approche des deux extrêmes. M. Féris attribue cette diminution à ce que, d'une part, au niveau des pôles, l'attraction terrestre est moins forte en raison de l'aplatissement du globe; à ce que, d'autre part, dans les régions équatoriales, la haute température dégage dans l'atmosphère d'abondantes vapeurs aqueuses.

5° Par les époques de l'année. Le baromètre descend de janvier à juillet et remonte de juillet à janvier.

6° Par les heures de la journée. Il y a dans les 24 heures deux minima, à 4 heures du matin et à 4 heures du soir ; deux maxima, à 10 heures du matin et à 10 heures du soir. Ces variations horaires sont dues aux différences de la température et de l'état hygrométrique de l'air.

7° Par les perturbations atmosphériques. Les tempêtes, les ouragans, les trombes et les cyclones sont accompagnés de grandes oscillations barométriques. On nomme *lignes isobares* celles qui réunissent tous les points du globe ayant les mêmes pressions.

CHAPITRE V. — **Electricité.**

Elle est produite par le frottement des masses d'air les unes contre les autres, par l'évaporation de l'eau, par la végétation.

Elle est modifiée par la température, l'état hygrométrique, la direction des vents. Ainsi que la pression de l'air et la température, elle présente des variations :

1° suivant les hémisphères : elle est plus développée dans l'hémisphère austral — 2° suivant les latitudes : elle diminue de l'équateur aux pôles ; en Europe les orages sont plus rares à mesure qu'on avance vers le nord ; il tonne rarement au-dessus de 65° et jamais au-dessus de 75° — 3° suivant l'altitude : la tension électrique augmente à mesure qu'on s'élève au-dessus du niveau des mers — 4° suivant les heures du jour : il y a dans les 24 heures deux maxima et deux minima — 5° suivant les saisons — 6° il y a, enfin, des variations irrégulières.

CHAPITRE VI. — **Ozone.**

On a donné ce nom à de l'oxygène électrisé. Il est quatre fois plus dense que l'oxygène ordinaire, il est aussi plus oxydant. L'air est ozonisé dans les bois, mais surtout en pleine mer. L'ozone, étant fortement oxydant, hâte probablement les combustions des matières organiques, dont la lenteur est dangereuse pour l'espèce humaine. Mais, comme l'a fort bien fait observer M. Rochard, l'étude de ce corps est trop peu avancée pour qu'on puisse en tirer des déductions pratiques. On a dit qu'une augmentation de l'ozone favorise le développement des maladies des organes thoraciques et surtout de la phthisie pulmonaire, qu'une diminution de ce gaz coïncide avec une plus grande fréquence des maladies infectieuses. Ces assertions ne sont point encore prouvées.

CHAPITRE VII. — **Classification des climats.**

L'étude, déjà un peu longue, à laquelle je me suis livré dans la première et la seconde partie de ce travail, avait pour objets les divers éléments atmosphériques dont l'action combinée a pour résultats les climats envisagés dans leurs différences essentielles. Le mot climat, envisagé au point de vue géographique et à celui de la santé et de la maladie, exprime donc, ainsi que je l'ai dit, d'après M. Rochard, ***les différentes parties de la surface du globe qui présentent les mêmes conditions physiques et réagissent de la même manière sur la santé de leurs habitants.***

Mesdames, Messieurs, la carte que vous avez sous les yeux, a été relevée par moi et considérablement agrandie sur celle que M. Rochard a publiée en 1868, dans le Nouveau Dictionnaire de médecine et de chirurgie pratiques. Les zones de couleurs différentes qui divisent la terre et les mers, ont été tracées d'après la classification de cet auteur, et en jetant un coup d'œil sur ce planisphère, on reconnaîtra tout d'abord l'écart considérable que j'ai déjà signalé entre les degrés de latitude et les lignes isothermes, et je crois avoir suffisamment insisté sur ces différences pour n'avoir pas à m'y étendre longuement aujourd'hui.

Cette classification est fondée uniquement sur les différences qui existent entre les régions terrestres, depuis celles qui avoisinent le pôle nord jusqu'à l'extrémité opposée du globe au point de vue de la température moyenne de l'année. Nous verrons un peu plus loin que M. Féris, adoptant un autre point de départ et d'autres dénominations, arrive à un classement des climats qui ne diffère pas beaucoup de celui de son collègue.

Arrivons à l'explication de la carte.

1° Les régions traversées par l'équateur et celles qui s'élèvent au-dessus et au-dessous, dans tout l'espace coloré en rouge, constituent la zone des *climats torrides*, ayant pour limite au nord et au sud la ligne isotherme de 25°. Dans toutes ces régions, dont l'extrême limite s'élève au nord jusqu'au 30e parallèle et descend au sud jusqu'au 20e, la température moyenne de l'année dépasse + 25 degrés centigrades. Ce sont les contrées les plus chaudes du globe.

2° Au-dessus et au-dessous des climats torrides se trouvent les *climats chauds*, dont les températures moyennes sont au-dessous de + 25 et au-dessus de + 15 degrés. — Ces zones sont limitées au nord et au sud par les isothermes de + 15. Ces lignes oscillent au nord du 45e au 35e degré de latitude et au sud du 34e au 41e parallèle.

3° Les *climats tempérés* s'étendent entre les deux lignes isothermes de + 15 et + 5. Ils comprennent toute la France, la plus grande partie de l'Europe. Dans l'hémisphère boréal, la ligne de + 5, qui limite cette zone, présente des oscillations considérables, atteignant, au niveau de la Norwége, le 62e degré, redescendant sur la côte orientale de l'Asie jusqu'au 55e, pour se relever au-dessus du 61e sur le rivage occidental de l'Amérique du Nord, au niveau et à l'est du détroit de Behring, et redescendre enfin, au niveau du golfe Saint-Laurent et de l'île de Terre-Neuve, jusqu'au 49e parallèle. Cette ligne présente donc entre ses deux points extrêmes un écart de 13 degrés. — Dans l'hémisphère austral, la limite inférieure de cette zone a son maximum d'élévation au niveau du détroit de Magellan, correspondant au 52e degré de latitude sud. — Cette ligne, n'offrant qu'une très-faible courbe, a son maximum d'abaissement au sud de l'Afrique et de l'océan Indien, au voisinage du 57e degré.

4° *Les climats froids* sont contenus dans tout l'espace qui sépare la ligne de + 5 et celle de — 5.

5° Enfin les *climats polaires* vont de — 5 à — 15, et atteignent même des températures plus basses.

M. Féris, dans son beau travail intitulé : *Etudes sur les climats équatoriaux*, publié en 1879 dans les *Archives de médecine navale*, propose, ainsi que je viens de le dire, une autre classification des climats. N'adoptant pas la température comme base unique de sa division, mais tenant compte à la fois, outre ce facteur, du nombre et de l'alternance des saisons, des différences d'état hygrométrique et de pression barométrique, il divise les régions les plus chaudes du globe en deux zones :

1° La *zone équatoriale* ou *zone des saisons diploriques*, s'étendant du 10° degré de latitude nord au 4° degré de latitude sud. Il les nomme ainsi des mots grecs διπλοος, double, et ωρα, saison, parce qu'ils présentent quatre saisons alternantes, deux sèches et deux pluvieuses. Cette alternance des saisons et le caractère de chacune d'elles ont été décrits par l'auteur dans son étude sur la Côte des Esclaves.

Dans ces régions, l'extrême chaleur amène la raréfaction de l'air, et la pression barométrique est toujours inférieure de 3 à 5 millimètres à celle des régions tropicales. Par contre, les variations du baromètre y sont plus considérables. En raison de ces circonstances, M. Féris assimile les climats équatoriaux aux climats d'altitude de Jourdanet. — Dans les uns comme dans les autres, l'homme éprouve, par le fait de la proportion diminuée d'oxygène dans l'air atmosphérique, une gêne respiratoire plus ou moins marquée, et une altération du sang qui a été nommée *anoxémie* ; de plus, l'état hygrométrique est constant et considérable. Enfin l'élévation de la température est constante ; on ne voit pas d'écarts journaliers, pas de saison fraîche. Mais la chaleur, constamment très-intense, n'atteint pas le maximum auquel on la voit s'élever dans les régions tropicales.

2° La *zone intertropicale* ou *des climats dioriques*, c'est-à-dire à deux saisons (des mots grecs δὶς, deux fois, et ωρα, saison), correspond à peu près à celle des climats chauds de M. Rochard. Elle s'étend au nord entre le 10° et le 30° parallèles, au sud entre le 5° et le 25°. Ici, l'année est divisée en deux périodes : la saison sèche et l'hivernage. La moyenne barométrique est supérieure à celle de la zone équatoriale, l'humidité y est moindre pendant la saison sèche. La température s'élève à une plus grande hauteur dans la même période, et c'est dans les régions tropicales surtout, à une grande distance de la mer, que s'observent les plus grandes chaleurs du globe.

3° Sous le nom de *climats tempérés* sont comprises les régions classées sous le même nom par M. Rochard et une partie des climats chauds du même auteur.

4° Enfin les climats *psychoriques* (de ψυχος, froid, et ωρα, saison) ou *monoriques* (de μονος, seul, et ωρα, saison), englobent les zones froides et les zones polaires de M. Rochard.

M. Féris a étudié les climats dans son séjour au Spitzberg. Ces recherches ont été consignées dans l'article Spitzberg publié par lui dans le Dictionnaire encyclopédique des sciences médicales. Nous avons tous entendu parler des longs jours et des longues nuits des régions arctiques. L'auteur de l'excellent mémoire que je viens de citer, donne une description précise et scientifique des phénomènes météorologiques qui se succèdent dans ces tristes régions. Je crois qu'il ne sera pas sans intérêt de le suivre dans cette étude, et c'est par là que se terminera mon travail.

Il semble que l'année entière ne soit qu'une longue journée, composée de 365 fois vingt-quatre heures. Il existe une époque qui peut s'appeler période de l'aube, puis viennent un long jour, un crépuscule, et enfin une interminable nuit. Cette disposition est d'autant plus tranchée qu'on se rapproche davantage du pôle géographique, point où les époques intermédiaires entre les deux saisons diurne et nocturne finissent par s'effacer complètement.

L'auteur a étudié la marche du soleil dans la partie la plus méridionale du Spitzberg.

A partir du milieu de janvier, l'astre commence à répandre sur la terre quelques rayons indirects ; il se maintient encore au-dessous de l'horizon, mais, vers midi, un coin du ciel est éclairé par une pâle aurore, dont la durée et l'étendue augmentent tous les jours. Enfin, le 16 février, un segment du disque lumineux se montre un instant et disparaît aussitôt. A partir de ce jour le soleil se soulève de plus en plus ; son orbe finit par émerger complètement, et alors commencent des alternatives de jour et de nuit. Le jour, d'abord limité à quelques instants, augmente progressivement. Ces retours quotidiens de clarté et d'obscurité ont lieu pendant soixante-cinq jours, c'est-à-dire jusqu'au 21 avril. Dès lors l'astre ne se couche plus, le soleil est établi en permanence au-dessus de l'horizon, autour duquel il exécute des mouvements circulaires. Ce long jour doit durer quatre mois. Le 23 août, l'astre se couche pour la première fois pendant quelques secondes.

Les jours suivants, cette disparition atteint quelques minutes, et ensuite quelques heures. La durée des jours diminue rapidement jusqu'au 26 octobre. Alors le soleil se plonge dans la mer, pour ne plus reparaître au-dessus de l'horizon. Pendant quelques jours encore, à l'heure de midi, une lueur crépusculaire, de plus en plus douteuse, indique que l'astre n'est pas encore très-éloigné. Puis vient la nuit complète, qui dure jusqu'en janvier.

Ces circonstances expliquent la rigueur du climat, dans ces régions désolées. Le soleil, source principale de la chaleur terrestre, reste couché pendant quatre mois. Dans la période de 128 jours pendant laquelle il y a alternance des jours et des nuits, l'astre s'élève à peine au-dessus de l'horizon ; enfin, quand il arrive au plus haut de sa course, il frappe toujours le sol très-obliquement, ne s'élevant jamais au-dessus de 37 degrés dans les parties les plus méridionales de l'archipel. De plus, il doit traverser une couche épaisse de brumes, presque constante pendant les mois de juillet et d'août.

Cependant le climat du Spitzberg est moins rigoureux que celui de certaines contrées situées sous la même latitude. Cette douceur relative de la température est due à la présence du Gulf-Stream. Pour ce motif, les côtes occidentales, qui reçoivent directement ce courant, sont moins froides que les rivages situés à l'est ; pendant que les premières sont libres de glaces en été, les seconds sont, pendant toute l'année, plus ou moins bloqués par des glaces flottantes. M. Féris rappelle, à ce propos, cette grande loi qui se vérifie sur tous les points du globe, et qu'il formule de la manière suivante : *Dans les grandes mers qui ne sont pas fermées, le climat des côtes orientales diffère toujours essentiellement de celui des côtes occidentales, et cette différence est due surtout à l'action des courants marins.*

M. Charles Martins, s'appuyant sur ses propres observations et celles d'autres voyageurs, a dressé pour le Spitzberg un tableau des températures moyennes de chaque mois. La plus haute est celle de juillet, — 2, 8. La plus basse est celle de janvier,

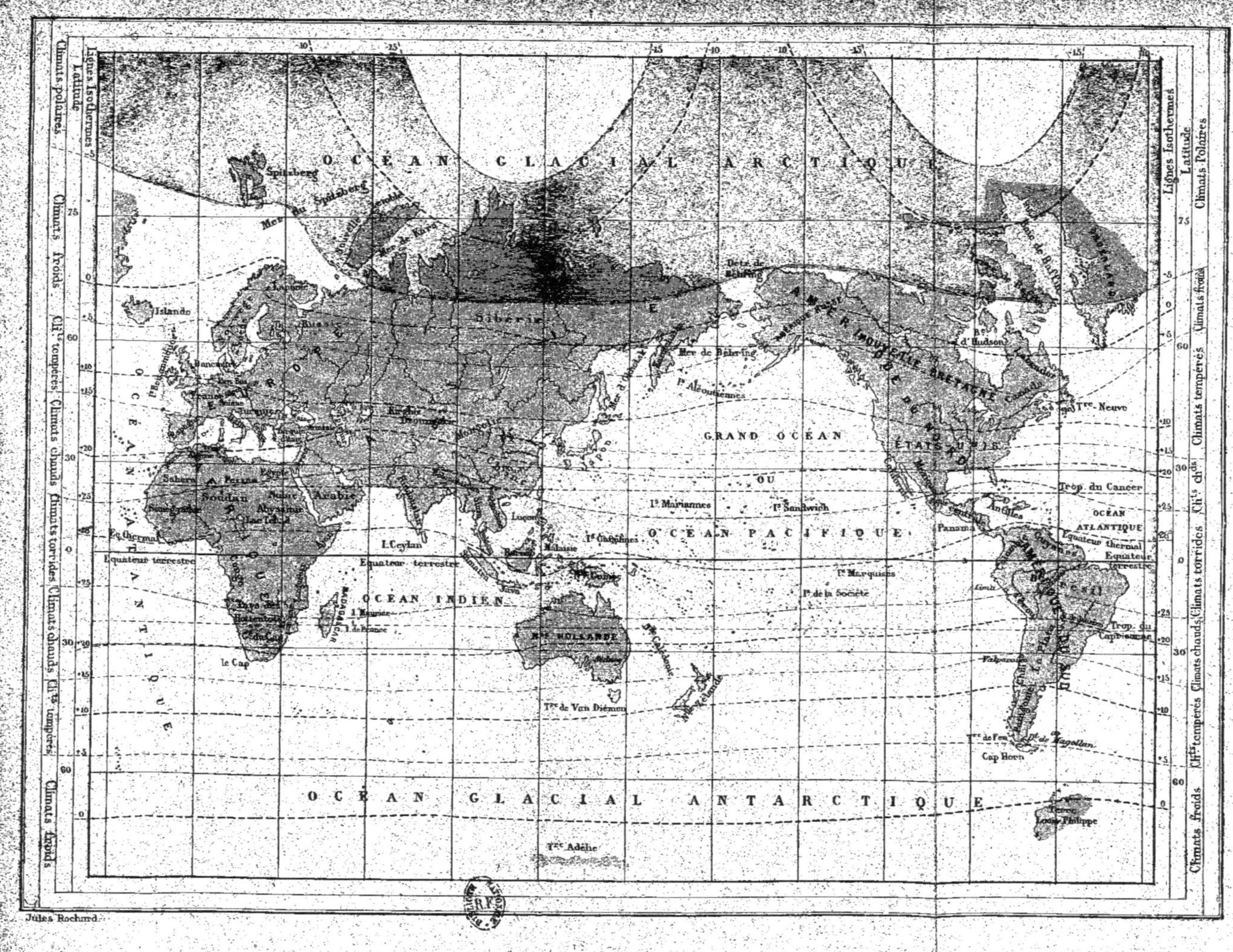
OCÉAN GLACIAL ARCTIQUE
OCÉAN ATLANTIQUE
GRAND OCÉAN
OU
OCÉAN PACIFIQUE
OCÉAN INDIEN
OCÉAN GLACIAL ANTARCTIQUE
OCÉAN ATLANTIQUE
Sibérie
Islande
Spitzberg
Mer du Spitzberg
Mer de Kara
Mer de Behring
Iles Aléoutiennes
Sahara
Soudan
Arabie
Égypte
I. Ceylan
Equateur terrestre
Madagascar
le Cap
Nle Hollande
Tre de Van Diémen
Tre Adélie
Is Mariannes
Is Sandwich
Is Marquises
Is de la Société
Panama
Antilles
Trop. du Cancer
Equateur thermal
Trop. du Capricorne
Cap Horn
Tre de Feu
Terre Louis-Philippe
Tre Neuve
Bie d'Hudson
Baie de Baffin
ÉTATS-UNIS
Lignes Isothermes
Latitude
Climats polaires
Climats froids
Clts tempérés
Climats chauds
Climats torrides
Jules Rochard

— 18, 2. La plus haute température qu'on ait observée est de 16 degrés, le 16 juillet 1861. Par contre, le thermomètre descend fréquemment jusqu'à — 40°, point de sa congélation.

MESDAMES, MESSIEURS,

Dans cette étude déjà longue, et que je me suis efforcé de rendre claire, nous n'avons apprécié que les conditions physiques de l'atmosphère, sans tenir compte de sa composition. Mais au delà de ce domaine, déjà si vaste, du géographe et du météorologiste s'étend celui de l'hygiéniste et du médecin. Pour eux, la composition et la pureté de l'air sont les éléments essentiels qui permettent ou qui interdisent à l'homme de vivre et de perpétuer sa race sur les différents points de notre globe. Le produit des décompositions organiques qui s'opèrent à la surface du sol se répand dans l'atmosphère, constituant ainsi les miasmes, dont la nature chimique n'a pu encore être définie, mais dont les effets sont redoutables sur l'espèce humaine. Ces émanations, très-abondantes dans les pays chauds et humides, rendent le séjour de ces régions, si favorisées sous d'autres rapports, désastreux pour les hommes des climats froids ou tempérés. Chacun de nous sait que les expéditions dans les régions polaires coûtent beaucoup moins de vies humaines que les explorations des zones placées sous l'équateur ou les tropiques.

L'influence des climats sur la santé, envisagée aux divers points de vue que nous venons d'énumérer, constituerait une nouvelle étude, très-vaste et très-intéressante, mais dont les proportions dépasseraient de beaucoup les limites de ce travail. Du reste, cette grande question de la géographie médicale a été magistralement traitée devant vous, dans la savante conférence du docteur Rodet. Mais il y a beaucoup à dire sur ce sujet et, peut-être, ne résisterai-je pas à l'attrait qu'il m'inspire. En attendant, je vous remercie de votre attention bienveillante, et vous prie de m'excuser, si je n'ai pas pu atténuer davantage l'aridité de certains détails. Je n'ai pas, d'ailleurs, la prétention de vous avoir fait connaître tout ce que comporte la question des climats, mais je m'estime heureux si j'ai pu vous en faire comprendre la grandeur et l'importance, et vous inspirer le désir d'en faire l'objet de vos études et de vos recherches.

7311. — Imprimerie Générale de Lyon, rue Confort, 30. — J.-E. Albert.

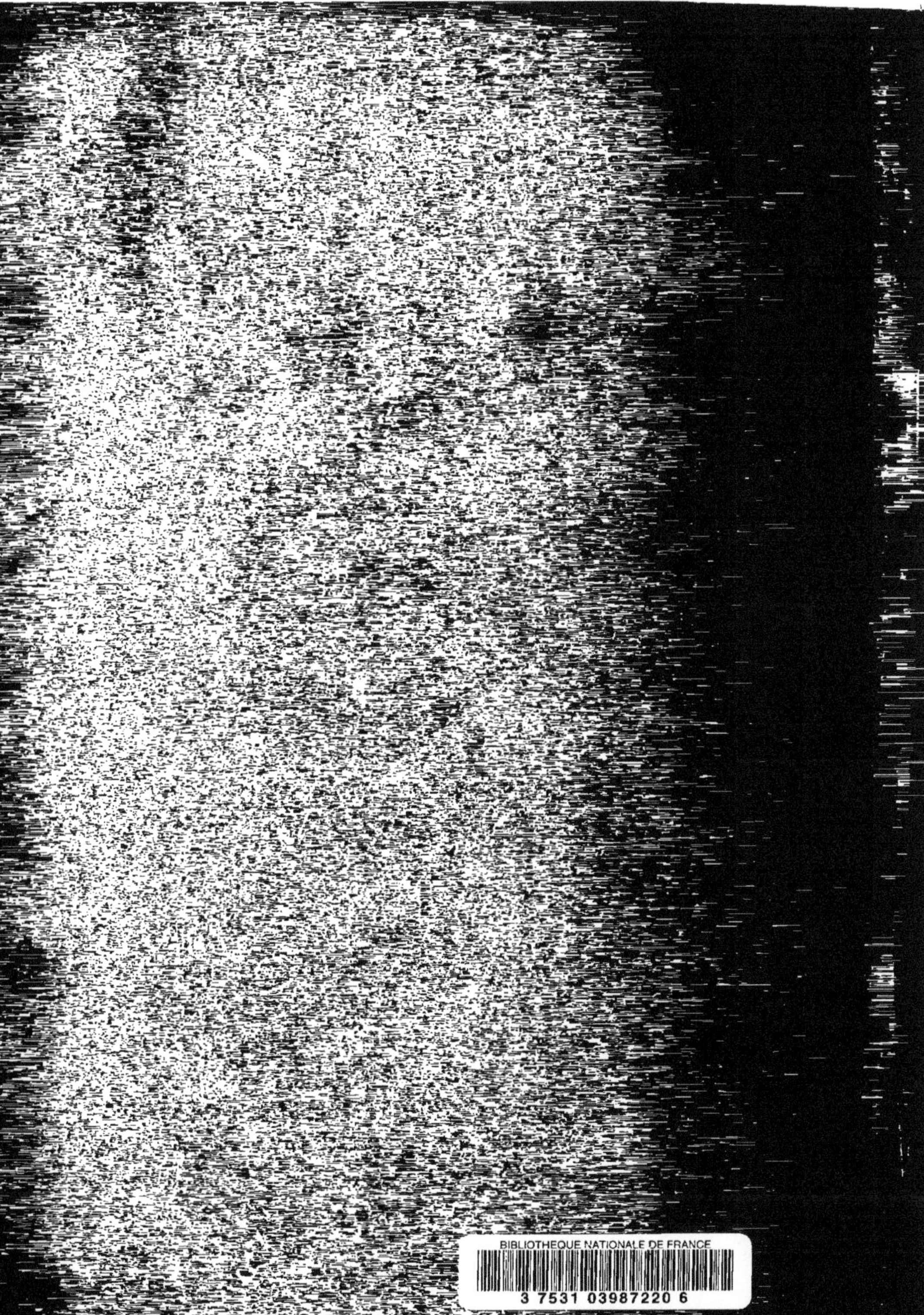

www.ingramcontent.com/pod-product-compliance
Ingram Content Group UK Ltd.
Pitfield, Milton Keynes, MK11 3LW, UK
UKHW031057260726
13965UKWH00006B/1735